BEI GRIN MACHT SICH IHR WISSEN BEZAHLT

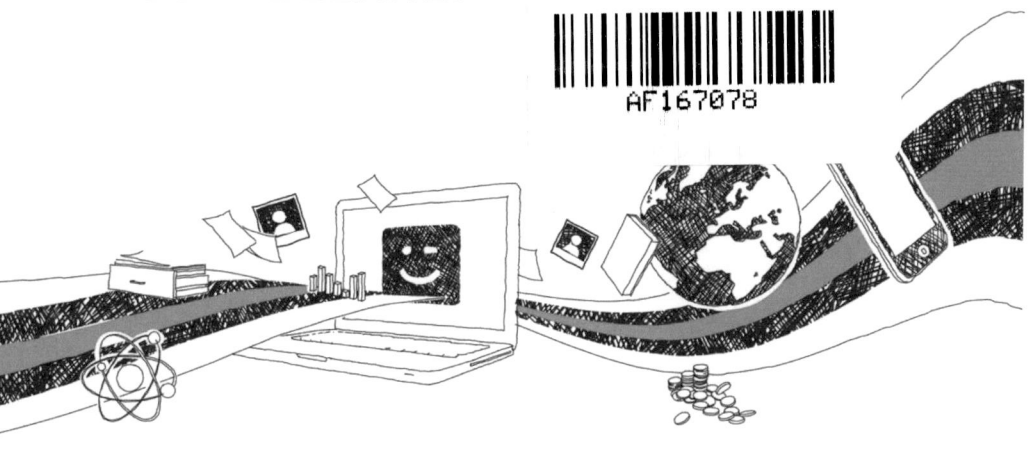
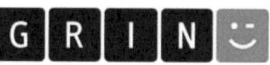

Exemplarische Studien aus der Gesundheits- und Pflegewissenschaft zu spezifischen Themen aus transkultureller Perspektive. Schwangerschaft und Geburt im Migrationskontext

Anne Lier

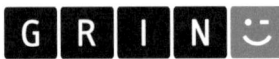

Bibliografische Information der Deutschen Nationalbibliothek:

Die Deutsche Nationalbibliothek verzeichnet diese Publikation in der Deutschen Nationalbibliografie; detaillierte bibliografische Daten sind im Internet über http://dnb.d-nb.de abrufbar.

ISBN: 9783346685148
Dieses Buch ist auch als E-Book erhältlich.

Referatsverschriftlichung zum Thema:

Exemplarische Studien aus der Gesundheits- und Pflegewissenschaft
zu spezifischen Themen aus transkultureller Perspektive:
Schwangerschaft und Geburt im Migrationskontext

Inhaltsverzeichnis

Einleitung

Die vorliegende Hausarbeit stellt die Verschriftlichung zum bereits gehaltenen Referat zum Thema: „Schwangerschaft und Geburt im Migrationskontext" dar. Zu Beginn der Verschriftlichung erfolgt zunächst die theoretische Einbettung des Themas. Anschließend wird auf exemplarische Studienergebnisse eingegangen, die sich im Kern mit Schwangerschaft und Geburt bei Migrantinnen beschäftigen. Die Verschriftlichung endet mit einem Fazit.

1 Schwangerschaft und Geburt im Migrationskontext

1.1 Theoretischer Hintergrund

Auf der ganzen Welt läuft die Geburt nach bestimmten Regeln ab, einmal weil sie selbst etwas Besonderes darstellt, aber auch des Wissens wegen, dass bei der Geburt gewisse Komplikationen auftreten können. Die Geburtshilfe wird überall von den beteiligten Akteuren auf andere Weise beeinflusst, gestaltet und organisiert. Dies alles ist integriert in einem sogenannten *Geburtssystem* (Kuntner 2007). Des Bedürfnisses wegen, potentiell auftretende Gefahren zu verhindern und die Mutter mit ihrem Kind zu schützen, entstand ein Gebilde aus Praktiken, das den Frauen bestimmte Vorgehensweisen innerhalb der Schwangerschaft, während der Geburt, in der Zeit des Wochenbetts und der Stillzeit auferlegt und so ein Schutzsystem für Mutter und Kind bildet (ebd.). Geburts- und Schutzsysteme sind gekennzeichnet durch soziale, ökologische, historische, religiöse, politische und medizinische Faktoren. Wir differenzieren zwischen traditionell und naturheilkundlich orientierten Geburts- und Schutzsystemen auf der einen Seite und wissenschaftlich, medizinisch-technologisch ausgerichteten auf der anderen Seite (ebd.). Neben der Geburtshilfe im Krankenhaus, die sich im 18. und 19. Jahrhundert institutionalisiert hat, existierten in unserer Gesellschaft traditionell und naturheilkundlich ausgerichtete Geburts- und Schutzsysteme bis in die 30er Jahre (Hausgeburtshilfen und Hebammen), die sich in ihrem Ansatz unwesentlich von den noch existierenden traditionellen Geburtssystemen in den Entwicklungsländern unterscheiden (ebd.). Die institutionalisierte Geburtshilfe führte und führt hierzulande aber auch in anderen Ländern immer zu einer Beeinflussung der gesellschaftlich angepassten Begleitumstände von Schwangerschaft, Geburt, postpartaler Phase und des Stillens. Interventionen in der heutigen Geburtshilfe sind z.B. Ultraschall, elektrische Wehenüberwachung sowie wehenanregende und –hemmende Medikationen. Daneben existieren geburtsunterstützende Eingriffe wie die Vakuumextraktion oder die Entbindung per Kaiserschnitt (ebd.).

Die modernen medizinischen Verfahren besitzen zweifelsohne eine wertvolle Funktion beim Auftreten von pathologischen Vorgängen während der Geburt. Die Geburt wird aber in der Regel als ein medizinisches Ereignis verstanden, wodurch die Gefahr auftritt, dass der Geburtsablauf durch die verschiedenen medizinischen Eingriffe gestört wird. Darüber hinaus wird das natürliche Gebärverhalten der Frauen beeinträchtigt (ebd.). Innerhalb traditioneller Geburtssysteme existieren verschiedene Konzepte, die das Leben von Frauen im allgemeinen und besonders die Geburtshilfe in starkem Maße beeinflussen. Hierzu zählen beispielsweise:

- traditionelle Rollenmuster,
- Betreuung der Schwangeren durch Frauen bzw. Hebammen,
- Anwendung von traditionellen Heilmethoden,
- Anwesenheit des eigenen Mannes überwiegend nicht üblich,
- männliche Ärzte unerwünscht,
- spezifische Verhaltensmuster beim Umgang mit Schmerz,
- vertikale Gebärhaltung,
- traditionelle Heiler,
- religiöse Vorstellungen,
- gesellschaftliche Codes, die das Denken, Handeln und Erleben prägen.

Bei Frauen verschiedener Völkergruppen existiert beispielsweise eine Abneigung gegen Blut, schleimigen Absonderungen und alles was im entferntesten mit der Geburt zusammen hängt, so dass jede Berührung damit nach Möglichkeit vermieden wird. Beispielsweise ist es für eine nach islamischen Bräuchen lebende Frau kaum vorstellbar, nach der Geburt ein unsauberes Kind im Arm zu halten. Auch widerspricht es in vielen Völkergruppen der Vorstellung, ein Neugeborenes direkt nach der Geburt zum Stillen an die Brust zu legen (ebd.).

1.2 Exemplarische Forschungsergebnisse

1.2.1 Studienergebnisse zum Thema: Schwangerschaft und Geburt bei Exiltamilinnen

Innerhalb einer groß angelegten Forschungsstudie, die die Ethnologin Damaris Lüthi zum sozialen Wandel bei tamilischen Flüchtlingen im Schweizer bzw. Berner Exil durchführte, untersuchte sie als Nebenthema exiltamilische Vorstellungen und Verhaltensmuster im Zusammenhang mit körperlichen und seelischen Leiden. In einem Zeitfenster von etwa 18 Monaten begleitete sie 28 Erwachsene (21 Frauen und sieben Männer). Hinzu kamen zufällige Gespräche mit anwesenden Eheleuten, Kindern oder Eltern sowie sechs länger andauernden Einzelunterhaltungen mit weiteren Personen. Die Mehrheit ihrer „Gewährsleute" entstammt aus höheren srilankischen Kasten und besitzen zu zwei Drittel hinduistischen und zu einem Drittel christlichen Glaubens. Zum Zeitpunkt der Studie waren sie zwischen 25 und 59 Jahre alt. Die verheirateten Gewährsleute (alle bis auf drei) hatten nahezu alle zwei bis drei Kinder. Die Ethnologin und ihr Team führte mit den Gewährsleuten mehrere, möglichst wenig strukturierte Gespräche durch. Diese dauerten im Durchschnitt zwei Stunden. Soweit es möglich war, führte sie zusätzlich teilnehmende Beobachtungen durch. Sie begleitete die Gewährsleute u.a. zu Krankenhauskonsultationen und Amtsgängen und ließ sich von einem tamilischen Heiler behandeln (Lüthi 2004).

Bezogen auf das Thema Schwangerschaft und Geburt ergab die Forschung folgende Ergebnisse.Was den Schwangerschaftsverlauf betrifft, beunruhigt die Befragten, dass sie sich in der Schweiz während dieser Zeit viel zu wenig körperlich betätigen. Dies wirke sich ihrer Ansicht nach ungünstig auf die Geburt aus. Während die werdenden Mütter in Sri Lanka den Großteil ihrer Schwangerschaften über die Hausarbeiten erledigen (z.B. per Hand Wäsche waschen, Wasser holen, Mörsern und Stampfen von Nahrungsmitteln), mangele es in der Schweiz an Möglichkeiten, sich ausreichend körperlich zu betätigen. Dies liege daran, dass in den Schweizer Haushalten keine Schwerstarbeiten existieren (ebd.). Die mangelnde körperliche Betätigung sei einer der Gründe, weshalb die schwangeren Exiltamilinnen vor der Geburt kontinuierlich zunehmen und anschließend nur mit Mühe und Not ihr Gewicht reduzieren können, was in Sri Lanka nicht vorkomme. Neben dem Bewegungsmangel sehen die Tamilinnen die fettreiche Ernährung und das Klima in der Schweiz für die Gewichtszunahme verantwortlich (ebd.). Die medizinischen Untersuchungen während der Schwangerschaft erfolgen in Sri Lanka in der Regel von Ärztinnen. Die Schwangeren entkleiden sich dabei nicht, sondern werden durch die Kleidung hindurch betastet. Weil sich die Exiltamilinnen in der Schweiz für die Schwangerschaftsuntersuchungen meistens entkleiden müssen, gehen viele von ihnen nur mit großer Beklemmung und nur ‚der Gesundheit des Kindes zuliebe' zur Vorsorgeuntersuchung (ebd., S.24). Zur Geburtsvorbereitung werden traditionelle hausmedizinische Präparate eingenommen (z.B. abführend wirkender salzarmer Gerstenbrei) damit das Kind in der Gebärmutter mehr Platz bekommt (ebd.) Zudem werden Rituale praktiziert, um das Heranwachsen des Kindes zu fördern. Beispielsweise führte eine befragte Tamilin für das Gelingen der Geburt eine brahmanische Zeremonie durch. Als sie innerhalb ihrer Schwangerschaft krank wurde, betete sie täglich zum hinduistischen Gott *Murugan* und cremte ihren Bauch mit *kunkuman* ein. Nach drei Monaten war sie wieder bei bester Gesundheit (ebd.) Laut der befragten Tamilinnen ist es in Sri Lanka üblich, sie vom siebten Schwangerschaftsmonat an bis einige Wochen nach der Geburt von der Mutter umsorgen zu

3

lassen. In matrilokalen Gegenden ist das ganz natürlich, da die verheirateten Töchter meist zusammen mit ihren Eltern auf einem Grundstück leben (ebd.). Eine Krankenhausgeburt ist für Tamilinnen nichts Außergewöhnliches. Auch in ihrer Heimat erfolgen die meisten Geburten in einem Krankenhaus. Allerdings sind Geburten in Sri Lanka ausschließlich Frauensache, d.h. die Aufgabe von Krankenschwestern, Hebammen und Ärztinnen und den Müttern der Gebärenden. Männer hingegen würden sich „lächerlich" machen, wenn sie bei einem solchen Ereignis dabei wären. Was die Schweiz betrifft, habe sich das Rollenmuster laut der Befragten geändert. Dort sei es sogar wünschenswert, dass der Ehemann bei der Geburt mit anwesend ist, da es für die Frauen häufig eher unangenehm ist, allein dem geschlechtlich vermischten medizinischem Fachpersonal konfrontiert zu sein. Allerdings zeigen die Forschungsergebnisse, dass für viele Tamilinnen diese „neue Situation" nicht ganz stressfrei ist: Eine Hebamme beobachtete bei Tamilinnen aggressive Verhaltensäußerungen gegenüber ihren Männern. Sie schrien die Männer während des Gebärens laut an, schlugen sie gelegentlich und warfen mit Gegenständen umher (ebd.). Genauso wie in der Heimat Sri Lanka erholen sich die Wöchnerinnen nach der Geburt etwa einen Monat lang. Die meisten von ihnen verlassen während dieser Zeit mit dem Säugling nicht das Haus, weil ihr Körper während dieser Phase als unrein gilt. Auch bleibt das Neugeborene auf diese Weise vor Sonneneinwirkungen geschützt, damit es eine helle Hautfarbe behält (ebd.). Ähnlich wie im Heimatland tragen manche Wöchnerinnen in der Schweiz Hüfttücher, die sie sich eng um den Bauch binden, damit sich dieser zurückbildet (ebd.). Wenn die Mütter der Wöchnerinnen ebenfalls in der Schweiz leben, wohnen sie für die Zeit des Wochenbetts bei ihren Töchtern. Sie sorgen für die nötige Hausmedizin und die spezielle Ernährung nach der Geburt. Wenn die Mütter nicht in der Schweiz oder in der Nähe sind, ist es der Ehemann, der sich nach der Geburt um den Haushalt kümmert (ebd.). Viele Tamilinnen stillen ihre Kinder über die Kindergartenzeit hinweg. Innerhalb der Forschungsstudie gab eine Befragte an, dass sie ihre Tochter bis zum ersten Schuljahr gestillt habe. Ihre Verwandte stille sogar noch ihren neujährigen Sohn. Nur wenn gesundheitliche Gründen vorliegen, werde auf das Stillen verzichtet (ebd.).

1.2.2 Studienergebnisse zum Thema: Schwangerschaft, Geburt und Mutterschaft von Migrantinnen in Deutschland

Die medizinethnologische Forschungsstudie, die hier ausschnittsweise vorgestellt werden soll, befasst sich mit dem übergeordneten Themenfeld Schwangerschaft, Geburt und Mutterschaft in der Migration. Die Studie wurde in erster Linie durch die angestiegenen Migrationsströme und globalen Wanderungsbewegungen angestoßen. Das Besondere an der Studie ist, dass sie nicht wie viele andere kontextähnliche Studien eine Differenzierung nach Herkunftsländern als Grundlage besitzt. Vielmehr stellt dies in der Studie kein Auswahlkriterium dar. Migration wird gemäß der neuen Migrationsforschung als ein Prozess verstanden, der ‚wandernde Frauen' in umfassende transnationale Netzwerke integriert (Stülb 2010, S.24). Gegenstand der Forschung ist die Perspektive der Migrantinnen sowie auch die der professionellen Akteure im Geburtswesen. Es wurde der Forschungsfrage nachgegangen: „*Welche Bedeutung haben Herkunftskultur und transnationale Netzwerke für das Erleben von Schwangerschaft und Geburt? Woher beziehen Migrantinnen ihr Wissen über geburtshilfliche Themen und wo informieren sie sich? Worauf basieren Vorstellungen von einer „guten Geburt"? Wie nehmen Expertinnen im Gesundheitswesen die Situation von Migrantinnen wahr?*

Als Forschungsmethode wurde die Grounded Theory gewählt. Es erfolgten Leitfadeninterviews, narrative biographische Interviews und teilnehmende Beobachtungen. Die Interviews wurden mit insgesamt 14 Hebammen geführt, die im Krankenhaus tätig sind sowie freiberuflich arbeiten bzw. sowohl freiberuflich als auch in einer Klinik arbeiten. Daneben ist eine der Hebammen in einem Geburtshaus tätig. Weitere Interviews erfolgten mit einer Gynäkologin und einem Gynäkologen. Der Forschungsschwerpunkt lag allerdings auf der Begleitung von vier schwangeren Migrantinnen aus unterschiedlichen Herkunftsländern.

Wie bereits erwähnt, war ein zentrales Anliegen der Forschung die sozialen Netzwerke (transkulturelle bzw. transnationale) der Migrantinnen und deren Einfluss auf Wissensbildung, Informationsgewinnung und Entscheidungsfindung in der „sensiblen Lebensphase" der Schwangerschaft, während der Geburt und der Zeit des Wochenbetts sowie in der ersten Zeit mit dem Neugeborenen zu untersuchen. Bei dieser Analyse wurde deutlich, dass es sich bei den Netzwerken um transkulturelle sowie auch transnationale Netzwerke handelte. Auch zeigte sich, dass abhängig vom jeweiligen Kontext und Thema (Schwangerschaft, Geburt, Wochenbett, Stillen) unterschiedliche Bezugspersonen zu Rate gezogen wurden. Welche Netzwerke während der Zeit der Schwangerschaft und Geburt für die Migrantinnen von besonderer Bedeutung waren, soll nachfolgend anhand der Ergebnisse der biographischen Interviews näher aufgezeigt werden.

1.2.2.2 Die Bedeutung der sozialen und familiären Netzwerke der Migrantinnen während der Schwangerschaft und Geburt

Frau Magyari, die gebürtig aus Rumänien stammt und dort aufgewachsen ist, hebt in den Interviews die besondere Stellung ihrer in Rumänien lebenden Tante hervor. Ihre Tipps seien ihr während der Schwangerschaft und Geburt sehr wichtig gewesen. Einen Tag vor der Entbindung habe sie mit ihr telefoniert.

‚Und diese Tante ist ziemlich robust, Schwester von mein Vater, hat gesagt: Unsere Familie sind alle Frauen stark. Und du wirst, wenn die Presse kommt, du wirst pressen wie die ... sonst was. Du presst so wie du kannst...Und da hast du raus innerhalb von paar Minuten. Fang nicht an darum zu...bemitleide dich nicht...press wie du nur kannst, dann wirst dann sehe, das geht dann ganz schnell. Und genau das war in mein Kopf in Krankenhaus. Und dann hab ich gesagt: O.k., jetzt geht's los.' (Mercedes Magyari) (Stülb 2010, S.70).

Was ihre Mutter, die in Rumänien lebt, betrifft, so habe sie diese nicht um Rat gebeten. Insgesamt habe ihre gesamte Familie die Information über die Schwangerschaft sehr sachlich behandelt. Sie ist der Meinung, dass deshalb auch ihre Schwangerschaft so normal abgelaufen ist. Was ihr soziales Netzwerk betrifft, so hat sie regen Kontakt zu einer Nachbarin, die aus Russland stammt. Eine Freundin lebt in Österreich und ihr Frauenarzt ist Ungar. Ihr Partner ist Perser und lebt seit 1978 in Deutschland (Stülb 2010).

Frau Gaspari, die in Italien geboren und aufgewachsen ist, hält regen, wenn auch ambivalenten Kontakt zu ihrer Familie (Vater und drei Schwestern), die noch in ihrer Geburtsstadt leben. Obwohl die Schwestern es ihr missbilligen, dass sie kurz vor dem Tod ihrer Mutter nach Deutschland gezogen ist, stellt die Familie für Frau Gaspari eine bedeutende Ressource dar. Eine ihrer Schwestern kommt kurz vor der Geburt nach Deutschland, um die beiden Nichten abzuholen, damit Frau Gaspari genug Zeit und Ruhe für ihr Neugeborenes hat. Ihr Partner ist Deutscher und ihre Hebamme ist eine deutsche Freundin. Neben diesen beiden besitzt sie ein großes Netzwerk aus Freunden verschiedener Nationalitäten, die in derselben Stadt leben oder mit denen sie in regelmäßigen Abständen zusammen kommt. Ein Freund aus Indien hat einen großen Stellenwert. Er hilft ihr hin und wieder bei Einkäufen (ebd.).

Frau **Francek,** die gebürtig aus Indonesien kommt, stellt in vielen Gesprächen die besondere Beziehung zu ihrer Mutter und ihren Geschwistern dar. Zwei ihrer Geschwister leben in ihrer Geburtsstadt Jakarta. Eine andere Schwester lebt in ihrer Wahlheimat Amerika. Während der Zeit der Schwangerschaft und Geburt halte sie intensiven Telefonkontakt zu ihnen und erfahre von ihnen große emotionale Unterstützung. Auch bittet sie ihre Mutter regelmäßig um Tipps. Sie hebt hervor, dass wenn sie jetzt in Indonesien wäre, ihre Mutter die wichtigste Bezugsperson für sie darstellen würde. Bei gravierenden Problemen ist ihr der Rat der Mutter sehr wichtig. Als ihr Baby kurz vor dem Entbindungstermin noch nicht in der wichtigen Kopflage lag, befolgte sie den Rat ihrer Mutter und wischte den Boden, machte lange Spaziergänge, damit das Kind durch die Bewegungen die richtige Position korrigiert. Auch bespricht sie den geplanten Kaiserschnitttermin der Ärzte mit ihrer Mutter. Diese gleicht den festgelegten Termin mit dem javanischen astrologischen Kalender ab und gibt ihr diesbezüglich Ratschläge. Ihren ungarischen Mann lernte sie in einem Chat kennen und zog zu ihm in seine Wahlheimat Deutschland. Zu seiner Familie, die ebenfalls in Deutschland lebt, besitzt sie regen Kontakt. Darüber hinaus besitzt sie ein großes Netzwerk an Freunden, das sich aus indonesischen Migranten sowie Frauen mit den verschiedensten Migrationsbiographien zusammensetzt. Ihre Frauenärztin stammt aus Osteuropa und ihre Hebamme ist Deutsche (ebd.).

Frau Sabra, die aus Algerien stammt, ist mit einem früheren Nachbarn, der nach Deutschland migriert ist, verheiratet. Ihre Eltern und Geschwister leben noch in ihrer Geburtsstadt. Sie pflegt intensiven Kontakt mit ihrer Familie und zu ihrer Schwiegerfamilie, die in Algerien lebt. Ihre Großmutter lebt in Frankreich, genauso wie ihr Schwager. Sie besitzt viele Freundschaften, die sie in einer Frauengruppe in der lokalen Moschee geknüpft hat. Ähnlich wie Frau Francek hebt sie den wichtigen Stellenwert ihrer Mutter und ihrer Geschwister, die in Algerien leben, hervor. Auch sie bittet ihre Mutter regelmäßig um Ratschläge. In labilen Phasen ihrer Schwangerschaft weint Frau Sabra und unterstreicht, dass wenn ihre Mutter da wäre, dann alles in Ordnung wäre. Sie verweist häufig darauf, wie sehr sie ihre Mutter doch vermisst. Wenn ihre Mutter da wäre, dann bräuchte sie sich um die Geburt keine Sorgen machen (ebd.).

An der Darstellung der sozialen Bezugspersonen, zu denen die Migrantinnen während ihrer Schwangerschaft Kontakt hatten, wird deutlich, dass es sich nicht nur um Netzwerke handelt, die zwischen dem Geburtsland und dem Migrationsland existieren. Vielmehr spannen sich diese über verschiedene Länder und Kontinente hinweg. Eine weitere wichtige Bezugsebene stellt die Familie der Migrantinnen dar. Alle Frauen hielten Kontakt zu Familienmitgliedern, die noch im Geburtsland lebten bzw. selbst in ein anderes Land migriert sind. Besonders die Mütter der Migrantinnen besitzen während der Phase des Mutterwerdens ihrer Töchter eine besondere Ratgeberrolle. Durch ihre Anwesenheit fühlen sich die Frauen sicher, umfassend unterstützt und erleben positive Geburtserfahrungen (ebd.).

1.2.2.3 Einfluss von Genderrollen auf den Einbezug von Personen in das Schwangerschafts- und Geburtsgeschehen

Neben der familiären und sozialen Bedeutung besitzen auch Genderrollen einen Einfluss auf den Einbezug von Personen in die Zeit der Schwangerschaft und Geburt.

Frau Sabra gibt beispielsweise an, dass in Algerien ähnlich wie in Deutschland ein sehr professionelles Geburtssystem existiert. Ebenfalls werden medizinische Voruntersuchungen durchgeführt und für die Entbindung gehe man gewöhnlich ins Krankenhaus. Allerdings werden Gebärende in Algerien meist von ihren Müttern ins Krankenhaus begleitet. Männer sind in der Regel nicht bei Geburten dabei. Grund hierfür ist das männliche Rollenbild, das in der islamischen Religion fest verankert ist (Stülb 2010).

Frau Magyari erwähnt in keinem Gespräch, dass ihr Partner (bereits 3-facher Vater) sie bezüglich ihrer Schwangerschaft und der bevorstehenden Geburt beraten hat. Vielmehr ist die Partnerschaft durch einige Beziehungskonflikte gekennzeichnet. Als die Wehen einsetzen, lässt sie sich von einer Nachbarin ins Krankenhaus bringen. Ihr Partner soll wegen seiner Arbeit erst informiert werden, wenn es „richtig los geht" (ebd., S.73). Als er später zu ihr ins Krankenhaus kommt, schickt sie ihn sofort aus dem Kreißsaal:

„Hab gesagt, der braucht mir nicht in den Arsch hineingucke, auf gut Deutsch gesagt. Ich hab so ... ich hab mich sogar bedecken lassen. Ich hab gesagt ich mag nicht, dass so wie eine Servierteller zu sitzen, ja." (ebd., S.74).

Bei der Geburt selbst war ihr Partner dann bei ihr im Kreißsaal (ebd.).

Frau Gaspari kann sich vor der Geburt nicht entscheiden, ob sie ihren Partner bei der Entbindung dabei haben möchte. Die Beziehung ist gekennzeichnet durch große Spannungen und viele Unsicherheiten. Weil sie sich nicht entscheiden kann, bittet sie sogar ihre Hebamme darum, ihr die Entscheidung abzunehmen. Bis zum Ende bleibt die Frage offen. Als ihre Wehen eintreten, ist ihr Partner nicht zu erreichen. Ein Bekannter, der zufällig zu Besuch ist, bringt sie ins gewählte Geburtshaus. Von dort aus ruft sie ihren Partner an und bittet ihn zu kommen. Dieser kommt allerdings erst nach der Geburt des Kindes mit einigen Freunden ins Geburtshaus. Er musste vorher noch einen Joint rauchen. Das Kind ist mit der Hilfe einer Hebamme auf die Welt gekommen (ebd.).

Für **Frau Sabra** ist die Aufgabe ihres Mannes klar. Für beide stand bereits im voraus fest, dass er bei der Geburt nicht dabei sein werde. In Algerien sei es üblich, dass die Männer bei der Geburt nicht mit anwesend sind. Als ihre Wehen einsetzen und sie ins Krankenhaus kommt, bringt ihr Mann ihre Koffer ins Patientenzimmer und verabschiedet sich wieder. Für beide sind die Rollen und Aufgaben selbstverständlich (ebd.).

Bei **Frau Francek** ist der Partner während der Schwangerschaft und auch bei der Geburt komplett mit einbezogen, da es seinem Verständnis nach seine Aufgabe ist. Er begleitet seine Ehefrau zu Vorsorgeuntersuchungen, nimmt am Geburtsvorbereitungskurs teil und ist bei der Geburt seines Kindes mit anwesend. Frau Francek bezeichnet ihren Mann als wichtigste Person während dieser Zeit. Gemeinsam besprechen sie Untersuchungsergebnisse und treffen zusammen die Entscheidung für einen Kaiserschnitt. Dieses Rollenverhalten ist für Frau Francek allerdings nicht typisch. Vielmehr passt sie sich dem Rollenverständnis ihres Mannes an. Sie betont, dass wenn sie in Indonesien gewesen wäre, sicher ihre Mutter diese Aufgaben übernommen hätte (ebd.).

Der Einbezug des Mannes in das Schwangerschafts- und Geburtserlebnis wird von den befragten Frauen sehr unterschiedlich gestaltet. Zwei Frauen teilen die auch hier in Deutschland vertretene Vorstellung, dass auch der Mann bei der Schwangerschaft und Geburt mit involviert ist. Dieses Ideal ist allerdings nicht immer umzusetzen. Ein Paar behält die muslimisch-arabischen Rollenmuster bei und fühlt sich damit wohl. Das muslimisch-christliche Paar hingegen passt sich den hier vertretenden Verhaltensmustern an. Alle befragten Migrantinnen nutzen den Kontakt zu Familienmitgliedern, um sich zum Thema Schwangerschaft und Geburt zu informieren und auszutauschen, um von anderen Erfahrungen zu profitieren und Ratschläge zu erhalten. Über die Familie erhalten sie emotionale Unterstützung. Als wichtige gewünschte und auch tatsächliche Bezugsperson wird von vielen die Mutter genannt (ebd.).

1.2.3 Ergebnisse einer Studienanalyse zur geburtshilflichen Betreuung von Frauen mit Migrationshintergrund

Die dritte Studie, die hier ausschnittsweise vorgestellt werden soll, erfolgte im Rahmen eines Doktoratstudiums im Zeitraum von 2007 bis 2010. Schwerpunkt der Studie bildet die Untersuchung geburtshilflicher Betreuung im Migrationskontext mit dem Ziel, die zwischenmenschlichen Besonderheiten innerhalb der Pflege, Betreuung und Beratung von Frauen mit Migrationshintergrund als transkulturelle Interaktion zu analysieren. Innerhalb der Studie wurde der Forschungsfrage nachgegangen: *„Wie kann eine transkulturelle Betreuung in der Geburtshilfe als soziales Handeln in seinem Ablauf und seiner Wirkung folgend erklärt und verstanden werden?"* (Schildenberger 2011, S.18). Zur Beantwortung der Forschungsfrage wurde eine qualitative Vorgehensweise gewählt. Es erfolgten für die Arbeit zehn Interviews mit Migrantinnen, die in Österreich ihr Kind entbunden haben und über umfassende Artikulationsfähigkeiten verfügten. Zusätzlich wurden weitere zehn Interviews mit Experten durchgeführt (ebd.) Anhand der Erkenntnisse, die durch die durchgeführten Beobachtungen und Interviews gewonnen werden konnten, wurden u.a. folgende Ergebnisse zur Beantwortung der Forschungsfrage erzielt.

1.2.3.1 Kommunikationsfähigkeit als primäres Merkmal der sozialen Teilhabe

Missverständnisse in der Geburtshilfe sind in den häufigsten Fällen kommunikativer Natur und in den seltensten Fälle auf kulturelle Divergenzen zurückzuführen. Die Unfähigkeit adäquat miteinander zu kommunizieren, beeinträchtigt die Betreuung insofern, als dass Beschwerden, Empfindsamkeiten und Bedürfnisse unzureichend verbalisiert werden. Dies zeigt das folgende Zitat einer interviewten Migrantin:

„Ja. Ich muss ehrlich sagen, damals noch im Krankenhaus, damals hatte ich eine schlimme
Erfahrung. Ich habe ja nicht verstanden, damals, sie haben alles mit mir probiert, von
Kreuzstich bis ... Bei mir waren beide Geburten so, dass Wasser zuerst, dann habe ich gesagt:
ich habe drucken. Ich habe das von anderen Frauen so gehört und gedacht, das hat etwas mit
Schmerzen zutun. ... Und als ich das gesagt habe, auf einmal haben sie mich in diesen OP-
Saal gebracht und das war ein dringender Kaiserschnitt" (Interview Migrantin 4)
(Schildberger 2011, S.130)

Anhand diesem Zitat wird deutlich, wie schwierig die Sprachverständigung im medizinischen Kontext ist, da sich der Sprachgebrauch in diesem Bereich grundlegend von dem alltäglichen Vokabular unterscheidet. Und ein spezifisches Merkmal der Geburtshilfe wiederum ist, dass Indikationen für einen invasiven Eingriff (z.B. ein Kaiserschnitt) in Abhängigkeit zum Ausmaß der fetalen oder maternalen Bedrohung in einigen Fällen akut gestellt werden müssen und das Eintreffen eines Übersetzers nicht abgewartet werden kann (ebd.). Neben der Unfähigkeit mancher Gebärenden, ihre Bedürfnisse adäquat verbalisieren zu können, häuft sich dieses Defizit bedingt durch unzureichende Zeitressourcen des Personals hinsichtlich Beratungs- und Aufklärungsgespräche in intra- und extramuralen Betreuungsprozessen. Sprachschwierigkeiten führen dazu, dass Indikationen und therapeutische Maßnahmen ungenügend besprochen und fehlerhaft verstanden werden. Dies wird anhand des folgenden Zitates deutlich.

„Aber jetzt bin ich nicht so zufrieden, denn ich wusste nicht, was für Probleme gehabt und
wieso Kaiserschnitt gemacht. Mich hat niemand gefragt: willst du oder willst du nicht. ...
Mein Mann war kurz einmal weg, ich weiß nicht, was für Probleme gehabt. Die haben einfach

Kaiserschnitt gemacht, mich hat keiner gefragt: willst du oder nicht? Ist notwendig gewesen, ich weiß nicht. Aber ich möchte das erklären, besprechen mit Arzt" (Interview Migrantin 5) (Schildberger 2011, S. 131).

Aus den beiden aufgezeigten Zitaten kann abgeleitet werden, dass Defizite innerhalb der Verständigungskompetenz sehr ernst zunehmende Probleme in der Geburtshilfe darstellen. Abgesehen von den rechtlichen Konsequenzen, die durch eine unverständliche ärztliche Aufklärung über notwendige diagnostische und therapeutische Eingriffe aufgeworfen werden können, muss insbesondere die psychische Verfassung der Betroffen beachtet werden, wenn sich diese in der ungewissen Situation befinden und nicht verstehen, aus welchen Gründen medizinische Eingriffe vorgenommen wurden (ebd.).

1.2.3.2 Der Schutz der Intimsphäre – ein notwendiges Merkmal des physiologischen Gebärverhaltens

Die Intimsphäre benötigt gerade im Kontext der Geburtshilfe ein besonderes Augenmerk. Hierbei gilt es zu beachten, dass auf der einen Seite die Intimsphäre sowie der damit gekoppelte Bedeutungsgehalt situationsspezifisch zu bestimmen ist und auf der anderen Seite die daran gebundenen emotionalen Empfindsamkeiten erkannt und Berücksichtigung finden (Schildberger 2011). Von den befragten Migrantinnen beanstandete nur eine einzige Frau die mangelnde Sensibilität und vorherrschende Distanzlosigkeit des medizinischen Fachpersonals im Krankenhaus, in dem Berührungen und körperlicher Kontakt in Pflegeprozessen sehr selbstverständlich und plötzlich stattfanden:

„Ich hatte einen Milchstau und da kam die Krankenschwester und ich hatte erwartet, dass mir erklärt wird und sie hat mir an den Busen gegriffen. Ich empfand das als, wie sagt man, ... nicht als Belästigung. Aber ich habe mich gefragt, ob sie davon ausging, dass ich sie nicht verstehe. Aber ich habe ihr das gesagt, dass das so nicht geht. [...] Und sie hat sich dementsprechend dann entschuldigt" (Interview Migrantin 9) (Schildberger 2011, S.146).

Das gewonnene Datenmaterial zu den Migrantinnen ließ Rückschluss darüber zu, dass Frauen mit einer bestimmten Religions- oder Kulturzugehörigkeit keine besonderen bzw. typischen Ansprüche zum Schutz ihrer Intimsphäre vor, während und nach der Geburt stellen. Die Analyse der Experteninterviews liefert allerdings andere Hinweise. Eine Hebamme mit Migrationshintergrund schildert sehr wohl Unzufriedenheit der Gebärenden hinsichtlich der Gewährleistung einer Intims- und Privatsphäre in den Kreißsälen: *„Die Frauen jammern z.B. oft, sie wollen immer zugedeckt haben. Sie wollen nicht so offenes Hemd haben, das hinten offen ist. Sie beachten eigentlich immer sich zu schützen und zuzudecken. Und die Hebammen* *beachten das nicht. Es ist so schlimm, wenn kommt jemand rein. Das stört sie irrsinnig. Auf das muss man aufpassen, dass sie immer zugedeckt ist, dass kein Fremder reinkommt"* (Interviews Experte 2) (Schildberger 2011, S. 147).

Ebenso unterschiedlich wurde die Anwesenheit von männlichen Ärzten bei der Entbindung empfunden. So gehen die Antworten auf die Fragen, inwieweit männliche Ärzte bei geburtsunterstützenden Maßnahmen akzeptiert seien, wie folgt auseinander:

„Nein, nein. Also entweder ist das meine Ignoranz. Nein, nein, es ist in der Tat so, dass dann, wenn es notwendig ist, dass ein Arzt dabei ist. Man zieht sich mehr zurück, von Haus aus, man versucht, respektvoll zu sein. Immer. Und wenn man schon weiß, dass die ein bisserl mehr Problem haben mit einem Mann, dann tut man sich auch ein bisserl zurücknehmen, noch mehr zurücknehmen. Und wenn man das einigermaßen schafft, dann akzeptieren die das auch" (Interview Experte 3) (Schildberger 2011, S.148).

„Der Wunsch, nur von Frauen untersucht zu werden, kommt sehr häufig. Gerade in der Geburtshilfe ist das ein Problem, denn der Diensthabende ist der, der Dienst hat. Und das ist nicht zu ändern. Und wenn der Diensthabende männlich ist, dann ist er männlich" (Interview Experte 4) (Schildberger 2011, S. 148).

Wie aus den Interviews hervor geht, können meist kleinere geburtshilfliche Abteilungen entsprechend der Dienstregelung nicht zu jeder Zeit auf Fachärztinnen zurückgreifen. Deshalb erscheint es als erforderlich, dass sich Migrantinnen bei der Wahl des Entbindungsortes bereits im Vorfeld darüber informieren, ob weibliches Fachpersonal jederzeit konsultiert werden kann (ebd.).

Fazit

Insbesondere in traditionellen Geburtssystemen existieren die verschiedensten Konzepte, die das Leben von Gebärenden aber auch die Geburtshilfe beeinflussen. Hierzu gehören diverse Rituale, die die Zeit der Schwangerschaft und das Geburtserleben erleichtern sollen, konkrete Genderrollen oder wie aufgezeigt diverse Heilermethoden oder spezifische Verhaltensmuster beim Umgang mit Schmerz. Anhand von drei ausgewählten Studien konnte aufgezeigt werden, wie sich das Erleben von Schwangerschaft und Geburt in bestimmten Kontexten verhält. Die Exiltamilinnen erlebten in der Schweiz eine gänzlich andere Schwangerschaft als in ihrem Heimatland Sri Lanka. Die Umstände (mangelnde Schwerstarbeiten, fettreiche Ernährung) erlaubten es ihnen nicht, eine in ihrem Sinne körperlich aktive und gesunde Schwangerschaft zu erleben. Diverse traditionelle Rituale konnten sie auch in ihrem Exil der Schweiz ohne große Einschränkung praktizieren. Was die Rolle des Mannes bei der Geburt betrifft, so wurde in der Schweiz von den traditionellen Praktiken abgewichen, weil viele der Tamilinnen es als unangenehm empfanden, wenn männliches medizinische Fachkräfte im Kreißsaal mit anwesend waren.

Die Ergebnisse der zweiten aufgezeigten Studie zeigen, dass die Migrantinnen während der Zeit ihrer Schwangerschaft und Geburt mit sozialen Netzwerken in Kontakt standen, die zum einen an verschiedenen Orten in der Welt lebten aber auch zum anderen den gleichen Lebensort teilten. Durch diese verschiedenen transkulturellen und transnationalen Netzwerke kommen die verschiedensten kulturellen Erfahrungen zum Thema Schwangerschaft und Geburt zusammen, die die Migrantinnen prägen. Was die Mütter der Migrantinnen betrifft, so haben diese einen hohen Stellenwert während der Zeit der Schwangerschaft und Geburt. Ihre Ratschläge sind besonders bedeutsam für die Frauen und geben ihnen ein Sicherheitsgefühl, auch wenn die Mütter nicht im selben Land lebten. Hier stellt sich die Frage, ob die Unterrepräsentiertheit von Migrantinnen in Vorbereitungskursen auch mit der besonderen Stellung der Mutter in Zusammenhang gebracht werden kann (Stülb 2010).

Was die Ergebnisse der dritten Studienanalyse betreffen, so wird ersichtlich, dass vor allem sprachliche Barrieren häufig dazu führen, dass medizinische Eingriffe nicht ausreichend besprochen werden können und eine Aufklärung nicht wie gesetzlich verankert, stattfinden kann, wodurch psychische Konsequenzen bei den Betroffenen auftreten können. Mehrsprachige Aufklärungsbögen über medizinische und therapeutische Eingriffe könnten hier vorbeugend und als Unterstützung eingesetzt werden. Auch Dolmetscher, mit denen die Migrantinnen bereits vor der Entbindung in Kontakt treten, um sie als „fremde Person" in der intimen Situation der Entbindung doch zu akzeptieren, können dabei unterstützen, die sprachlichen Barrieren abzubauen.

Insgesamt geben die Studienergebnisse Aufschluss darüber, dass es in der Geburtshilfe gilt, sich über die unterschiedlichen Lebenswelten (Kulturen, Traditionen) zu informieren und Kenntnisse anzueignen. Dies kann beispielsweise innerhalb von internen oder externen Fort- und Weiterbildungen erfolgen. Auch gilt es, sich als professioneller Akteur in der Geburtshilfe stetig selbst zu reflektieren und sein eigenes Denken und Handeln zu hinterfragen, denn das Erleben der eigenen Lebenswelt stimmt nicht immer mit der Lebenswelt der Migrantinnen überein. Auch schafft ein reflektiertes Denkvermögen die Voraussetzung dafür, sich in die Rolle der Migrantinnen zu versetzen und damit ihre gelebten Werte und Traditionen anzuerkennen.

Literaturverzeichnis

- Lüthi, D. (2004): *Umgang mit Gesundheit und Krankheit bei tamilischen Flüchtlingen im Raum Bern*. Arbeitsblatt Nr.26. Bern: Institut für Ethnologie.

- Kuntner, L. (2001): Schwangerschaft und Geburt im Migrationskontext. Schwangerschaft, Geburt und Mutterschaft tamilischer Frauen in der Schweiz. *In*: Domenig, D. (Hrsg.): *Professionelle transkulturelle Pflege*. Bern: Verlag Hans Huber. S. 372-384.

- Kuntner, L. (2007): Schwangerschaft und Geburt im Migrationskontext. *In:* Domenig, D. (Hrsg.): *Transkulturelle Kompetenz*. Bern: Hans Huber Verlag, S.439-457.

- Stülb, M. (2010): *Transkulturelle Akteurinnen. Eine medizinethnologische Studie zu Schwangerschaft, Geburt und Mutterschaft von Migrantinnen in Deutschland*. Berlin: Weißensee Verlag.

BEI GRIN MACHT SICH IHR WISSEN BEZAHLT

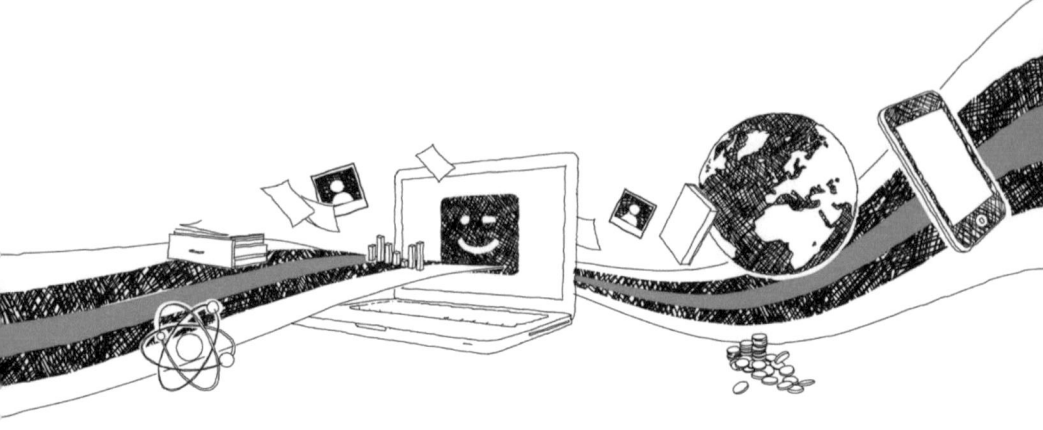

- Wir veröffentlichen Ihre Hausarbeit, Bachelor- und Masterarbeit

- Ihr eigenes eBook und Buch - weltweit in allen wichtigen Shops

- Verdienen Sie an jedem Verkauf

Jetzt bei www.GRIN.com hochladen und kostenlos publizieren

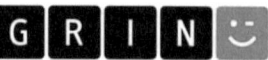